DES

# NÉVRALGIES

## DE LEURS CAUSES, DE LEUR TRAITEMENT

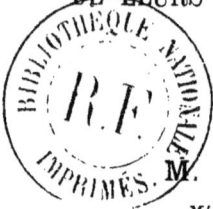

PAR

### M. le Docteur BASTIÉ,

Médecin honoraire de l'hospice de Graulhet,
Officier d'Académie,
Lauréat et membre correspondant de l'Académie des Sciences et Belles-Lettres
de Toulouse,
Lauréat de l'Institut de France (Prix de statistique Monthyon),
de l'Académie du Maine,
de la Société scientifique des Pyrénées-Orientales,
de l'ancienne Société de tempérance de Paris.

———

DEUXIÈME ÉDITION

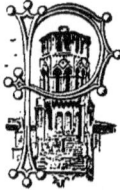

TOULOUSE

IMPRIMERIE ET LIBRAIRIE ÉDOUARD PRIVAT

**Librairie de l'Université**

14, RUE DES ARTS (SQUARE DU MUSÉE)

—

1905

# DES

# NÉVRALGIES

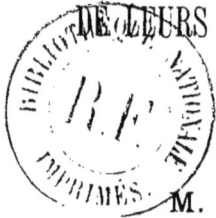

## DE LEURS CAUSES, DE LEUR TRAITEMENT

PAR

## M. LE DOCTEUR BASTIÉ,

Médecin honoraire de l'hospice de Graulhet,
Officier d'Académie,
Lauréat et membre correspondant de l'Académie des Sciences et Belles-Lettres
de Toulouse,
Lauréat de l'Institut de France (Prix de statistique Monthyon),
de l'Académie du Maine,
de la Société scientifique des Pyrénées-Orientales,
de l'ancienne Société de tempérance de Paris.

---

### DEUXIÈME ÉDITION

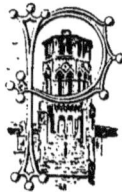

## TOULOUSE

IMPRIMERIE ET LIBRAIRIE ÉDOUARD PRIVAT

**Librairie de l'Université**

14, RUE DES ARTS (SQUARE DU MUSÉE)

---

1905

# DES NÉVRALGIES

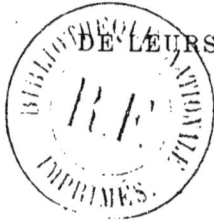

## DE LEURS CAUSES, DE LEUR TRAITEMENT

Les découvertes de Pasteur, étrangement agrandies par ses disciples, tendent de plus en plus à attribuer à des infiniments petits, à des *microbes*, la production de la plupart des maladies, de sorte qu'on pourrait, si on en croyait les fervents de la séro-thérapie poser ainsi le problème pathologique : une maladie étant donnée, chercher, au moyen d'expériences de laboratoire, quel est le microbe qui l'a engendrée, et en même temps trouver le vaccin microbicide qui doit la prévenir, ou la supprimer lorsqu'elle est déjà développée.

Si cette théorie était vraie d'une manière absolue, il est évident que toutes les maladies pourraient être guéries. Le microbe étant la cause unique des maladies, et le sérum-vaccin étant le remède spécifique infaillible, la thérapeutique serait étrangement simplifiée, l'art de guérir n'aurait plus de mystères et la mort désarmée cesserait de parcourir le globe comme l'ange exterminateur, et de faucher impitoyablement l'espèce humaine.

Que la médecine actuelle est loin de pareils résultats! L'étiologie, il faut l'avouer, est plus compliquée que cela. N'y a-t-il pas une foule d'autres causes morbifiques que les microbes? les influences atmosphériques, le chaud, le froid, l'électricité, les agents toxiques répandus dans l'air, hydrogène, acide carbonique, oxide de carbone, etc.

La variété infinie, qui est la loi universelle de la nature, ne

2

permet pas d'admettre une cause *unique* des maladies ; enfin un système de médecine, comme tous ceux qui ont régné depuis les temps les plus anciens, n'embrasse jamais qu'un certain nombre de faits et est étranger et impuissant pour expliquer une foule d'autres. On n'a pas trouvé le microbe du cancer, ni même celui de la rage ; et quant à cette dernière maladie, on sait aujourd'hui que le traitement qui a fait la gloire de Pasteur n'est pas infaillible ; les exemples ne sont pas rares de personnes, traitées à l'Institut Pasteur, qui, rentrées chez elles et censées guéries, ont succombé bientôt après à un accès de rage. La découverte des microbes de la fièvre typhoïde, du choléra, de la pthisie, a-t-elle influencé favorablement le traitement de ces graves maladies ? Le sérum antidyphtérique est-il une panacée ? L'angine couenneuse guérissait aussi bien avec la solution de nitrate d'argent, même avec la liqueur de Labarraque. Quant au croup, cet effroi des mères, qui pourrait dire qu'il y a un remède infaillible ? Dans les cas les plus graves, les médecins continuent à employer souvent avec succès le tubage de la glotte, la trachéotomie ; auraient-ils recours à ces pratiques chirurgicales, si le spécifique infaillible du croup était trouvé ? Le système a donc ses exagérations, et pour le moment, sans être sceptique, on peut, ce semble, borner les conquêtes de la médecine pastorienne au traitement admirable des plaies chirurgicales que Zister avait déjà préconisé, à celui de la fièvre puerpérale, du charbon, de la pustule maligne, de l'anthrax, de l'érysipèle ; et en général, à un bon nombre de maladies cutanées. Ce domaine de la médecine antimicrobienne est déjà assez grand, et les bienfaits que l'humanité souffrante doit au grand Pasteur ne sont pas contestables ; quant à une foule d'autres maladies, qu'on voudrait englober dans ce système en supprimant d'un trait toute la vieille médecine, il est permis d'être plus réservé, et on peut bien dire : *Adhuc sub judice lis est.*

Quoi qu'il en soit, on n'a pas pu je crois jusqu'à présent ranger les névralgies, maladies si communes et si douloureuses, dans la famille *microbienne*.

Comme toutes les maladies, les névralgies ont deux sortes de causes, deux facteurs, une cause subjective, donnée par le tempérament du sujet, nerveux, arthritique, et une cause objective : c'est incontestablement le froid.

L'inclémence des saisons, les variations de la température, le passage brusque du chaud ou froid, l'action du froid humide sur la peau, en un mot toujours le froid : voilà la cause objective la plus évidente de la maladie qui nous occupe.

Les variations atmosphériques ont surtout signalé ces trois ou quatre dernières années; aussi les névralgies ont-elles été plus fréquentes qu'à l'ordinaire.

J'ai pu recueillir un grand nombre d'observations et expérimenter les diverses médications qu'on a proposées contre ces maladies, dont la douleur est l'élément essentiel.

Quoique les névralgies, étant, comme nous venons de le voir, sous la dépendance de l'atmosphère et causées surtout par l'impression du froid, aient sévi dans tous les temps, on trouve peu de détails sur ces maladies dans les anciens auteurs de médecine.

Il faut arriver au dix-huitième siècle pour lire quelques descriptions plus ou moins complètes des névralgies les plus communes, la névralgie faciale, la névralgie sciatique, etc. On peut citer André (1756), Cotugno, médecin napolitain (1765), qui prôna le vésicatoire dont on entretenait longtemps la suppuration dans la sciatique, Méglin (1770); ce dernier a fait un traité de la névralgie faciale, et a donné son nom à des pilules antinévralgiques qui ont eu quelque réputation.

En revanche, depuis le commencement de ce siècle, les recherches se sont multipliées. En première ligne figurent les travaux de Chaussier, de Joly, de Martinet, de Valleix, etc.

Les névralgies qui affectent les nerfs cérébraux-spinaux doivent être distinguées des névroses, dans lesquelles les nerfs du grand sympathique paraissent jouer le plus grand rôle; telles sont les gastralgies, les entéralgies, l'hystérie, l'hypocondrie et tous les symptômes qui se rattachent à la neurasthénie.

C'est des premières seulement que nous devons nous occuper et dont il importe de rechercher les causes et le traitement.

On ne l'ignore pas, les névralgies qui se présentent le plus souvent dans la pratique de la médecine sont les suivantes :

La névralgie faciale, la plus douloureuse de toutes, qui affecte les rameaux du nerf trifacial. Il est digne de remarque que le point le plus douloureux, et il en est ainsi dans toutes les névralgies, est le point d'émergence, ce dont on peut s'assurer en pressant la partie avec le doigt.

L'odontalgie, non moins douloureuse, qui est localisée aux nerfs dentaires et a souvent pour cause occasionnelle la carie d'une ou de plusieurs dents; l'otalgie, plus rare, mais extrêmement douloureuse.

La névralgie brachiale ou cervico-brachiale. Elle est localisée dans le plexus brachial et dans les nerfs qui en émanent, et a été décrite surtout par Valleix.

La névralgie scapulo-humérale. J'ai pu l'observer très souvent pendant l'épidémie de névralgies dont j'ai déja parlé; la douleur, sourde mais très incommode, suit exactement le bord interne de l'omoplate et irradie jusqu'à l'humerus.

La névralgie intercostale, ordinairement circonscrite, et qui affecte quelques points des nerfs dorsaux ou intercostaux.

La névralgie lombo-abdominale, qui occupe les branches antérieures et postérieures des nerfs lombaires, ordinairement ceux de la première paire.

La névralgie sciatique ou femoro-poplite. La douleur, plus ou moins vive, suit le trajet du nerf depuis le point d'émergence à sa sortie du bassin, qui est toujours la partie la plus douloureuse, et s'étend jusqu'au pli du jarret et quelquefois jusqu'au talon. C'est, d'ailleurs, la névralgie la plus rebelle et celle dont la durée est la plus longue.

Nous devons citer encore la névralgie du testicule ou ilico-scrotale; elle est assez rare ; on peut en dire autant de la névralgie crurale.

## Causes des névralgies.

Comme nous l'avons vu précémment, toute maladie est le produit complexe de deux termes générateurs, ou si l'on aime

mieux de deux facteurs ; à savoir : une cause objective, l'agent
morbifique, introduit dans l'économie avec nos aliments, avec
l'air que nous respirons, l'eau que nous buvons, etc.; et deuxiè-
mement une cause subjective ou le sujet, avec son tempérament
spécial, ses prédispositions, l'hérédité, qui joue le plus grand
rôle et dont il faut tenir grand compte dans toutes les questions
d'étiologie, et surtout dans celles qui ont rapport aux maladies
du système nerveux. Si un de ces facteurs manque, la maladie
ne se développe pas ; c'est ce qui explique pourquoi, parmi les
individus exposés à la même cause morbifique, les uns tombent
malades, tandis que les autres restent indemnes. L'impression
du froid, et surtout du froid humide, sur l'enveloppe cutanée et
sur les membranes muqueuses, séreuses, fibreuses, musculaires ;
voilà donc la cause objective des névralgies. S'exposer, le corps
en sueur, à un courant d'air froid, toucher de l'eau froide, comme
il arrive souvent aux femmes qui vont laver leur linge pendant
l'hiver, sortir d'un appartement chaud et passer, sans transition,
dans une chambre très froide, ressentir le froid aux pieds, endu-
rer la pluie pendant plusieurs heures, veiller la nuit, l'hiver,
sans moyen de se réchauffer, ce sont les causes objectives les plus
communes de la maladie qui nous occupe.

Quant aux causes subjectives, on peut mettre en première
ligne le tempérament nerveux, l'hérédité, peut-être le sexe fémi-
nin, l'habitude qu'ont les femmes d'aller tête nue par les plus
grands froids, l'emploi de chaussures minces qui laissent péné-
trer l'humidité, la carie dentaire, l'affaiblissement du système
circulatoire sanguin, la chlorose, l'anémie, l'abus des plaisirs
vénériens (l'odontalgie n'est-elle pas appelée, à cause de cela, *le
mal d'amour ?*), la constitution rhumatismale, etc.

Mais la cause prédisposante la plus active est, sans doute, le
défaut d'équilibre entre les nerfs et le système sanguin. Toutes
les fois que cet équilibre est rompu, que le sang est affaibli,
comme il arrive dans la chlorose et l'anémie, caractérisées par la
diminution du sang contenu dans les vaisseaux, la diminution
de sa densité, mais surtout par la diminution considérable du
nombre des globules, qui de cinq millions en moyenne par mil-

limètre cube de sang descendent à un ou deux millions ; toutes les fois, disons-nous, que cet état est produit, le système nerveux prend le dessus et, n'étant plus contrebalancé par le sang, donne lieu à des réactions plus ou moins exagérées qui portent le désordre dans l'économie.

Les névralgies ont le plus souvent une marche continue ; quelques-unes, comme nous le verrons plus loin, sont intermittentes, et affectent ordinairement le type tierce. La plus rebelle de toutes et la plus difficile à guérir est la névralgie sciatique ; mais les plus douloureuses et celles qu'on supporte le plus impatiemment sont, nous le croyons, la névralgie trifaciale, l'odontalgie, l'otalgie.

Quelles que soient les douleurs que provoquent les névralgies, il est digne de remarque que la partie affectée n'offre aucune altération appréciable, le nerf lui-même reste sans changement matériel après les accès les plus violents ; l'élément douleur, voilà toute la maladie.

## Du traitement.

Quels sont les remèdes qu'on peut opposer avec le plus de succès à ces maladies qui, heureusement, ne se terminent jamais par la mort, mais qui causent des douleurs insupportables ?

Ils sont très nombreux, mais ils sont inégalement efficaces. Cotugno, médecin napolitain au dix-huitième siècle, recommandait, on le sait, contre la névralgie sciatique, le vésicatoire à demeure sur le point le plus douloureux, qui est toujours, nous l'avons dit, le point d'émergence à sa sortie du bassin, et il avait soin d'entretenir la suppuration de cette plaie pendant plusieurs semaines.

Avant lui, Guy Patin[1], doyen de la Faculté de médecine de Paris et grand partisan de la médecine de Galien, n'employait que la saignée, dans les névralgies. Il raconte, dans ses lettres,

1. Guy Patin, *Lettres*.

qu'il se délivra d'une odontalgie très douloureuse moyennant deux saignées, pratiquées l'une le matin, l'autre le soir.

Broussais, non moins systématique et qui voyait l'inflamma-. tion partout, avait aussi recours aux saignées et aux sangsues.

Les affections du système nerveux étant devenues plus communes dans la seconde moitié de ce siècle, on a multiplié les médications antinévralgiques.

La thérapeutique des principales névralgies en a eu sa part et a fait quelques progrès.

L'opium, la morphine, la jusquiame, la belladone, l'aconit et son alcoloïde l'aconitine, l'antipyrine, les pilules de Meglin, les pilules Crosnier et les pilules Moussete, dont la réclame s'est emparée, la valériane seule ou plutôt associée à d'autres narcotiques, le chloroforme, la cocaïne (ces deux derniers appliqués localement) enfin le vésicatoire placé sur le nerf malade, agissant comme révulsif, ou pansé parfois avec la morphine et exerçant une action thérapeutique d'une rare puissance, ont été employés tour à tour et ont réussi dans plusieurs cas.

Il n'est pas moins vrai que, malgré cette multitude de remèdes, le médecin est quelquefois embarrassé. La douleur qu'occasionnent quelques névralgies est tellement vive et le malade est si impatient qu'il est obligé de recourir aux remèdes les plus prompts et les plus efficaces.

La plupart des remèdes que nous venons de passer en revue calment plus ou moins la douleur, mais ils sont sans action sur l'état nerveux ou diathésique qui constitue le fond de la maladie. L'état nerveux persiste, quoique la douleur ait disparu.

Il est un médicament qui, doué de la propriété de calmer instantanément la douleur, modifie en même temps l'économie, de sorte que le système circulatoire sanguin, déprimé par des causes diverses, se relève sous l'influence de cet agent, rétablit l'équilibre et rend ainsi le retour de la névralgie impossible.

Ce remède, c'est l'opium qui, malgré les découvertes modernes et l'emploi des alcaloïdes que nous avons énumérés, reste la panacée incontestée de toutes les affections nerveuses, le roi de la thérapeutique, et ne sera probablement jamais remplacé.

Les vertus de l'opium et de son alcaloïde, la morphine, aujourd'hui presque exclusivement employé, tiennent à une propriété singulière qu'on ne trouve dans aucun autre remède.

Aucun autre remède ne peut lui être comparé [1].

Dans les névralgies surtout, il doit être préféré à tous les calmants du système nerveux dont l'action est bien moins efficace et bien moins durable.

Il y a des névralgies simples et des névralgies compliquées.

Lorsqu'elles sont exemptes de complication, ce qui est le cas le plus ordinaire, on se trouve bien d'associer à la morphine la jusquiame et la valériane.

Voici la formule qui réussit le mieux dans la plupart des cas et à laquelle je me suis arrêté après bien des tâtonnements, dans l'épidémie dont j'ai parlé, et qui m'a paru l'emporter sur toutes les autres médications :

> Extrait de jusquiame........ 5 centigrammes.
> Extrait de valériane......... 20 —
> Chlorhydrate de morphine.... 1 centigramme.
> Poudre de réglisse, qs pour une pilule.
> *Faites ainsi vingt pilules.*

Le malade prendra une de ces pilules à neuf heures du soir, ou dix heures si on se couche tard ; une autre à minuit, une troisième à deux heures du matin, une quatrième à quatre heures.

S'il n'y a pas de complication, cette dose est suffisante ; le malade s'endort ordinairement après la troisième ou quatrième pilule d'un sommeil bienfaisant, qui procure une sensation délicieuse succédant à des souffrances presque intolérables. Au réveil, le malade se trouve complètement guéri ; mais ce n'est pas tout, il faut combattre l'état diathésique et prévenir la récidive.

On en viendra à bout aisément en continuant les pilules, une le soir en se couchant, l'autre le matin vers cinq heures. Il faut ajouter que ces pilules antinévralgiques doivent être prises loin du repas. Les malades qui négligent les précautions dont nous

---

1. L'antipyrine, cette drogue allemande que les médecins ordonnent aujourd'hui à profusion et à tout propos, n'est pas sans inconvénients ; elle dérange l'estomac, et, à dose un peu élevée, elle peut être toxique.

venons de parler ne guérissent parfois qu'incomplètement et accusent le remède, tandis qu'ils devraient accuser seulement le mode d'administration.

L'aconitine, l'hyosciamine, l'antipyrine, la belladone, le datura calment bien la douleur ; mais leur action, quelquefois fugace, se borne là. Ces narcotiques ne modifient pas l'économie; l'état nerveux persiste après leur administration et la maladie peut se reproduire.

L'opium seul ne calme la douleur qu'en excitant le système sanguin, qui est toujours en antagonisme avec le système nerveux.

Un médecin allemand célèbre [1], cherchant à expliquer l'action si puissante et si mystérieuse de l'opium, lui reconnaît deux propriétés essentielles et uniques : il est à la fois sédatif et cardiaque, c'est-à-dire calmant de la douleur, et excitant du système circulaire du sang rouge ; il relève immédiatement le pouls, il le rend plein et fort, il le ralentit; en même temps il provoque une sorte de pléthore sanguine, il accroît immédiatement l'action vitale, et on dirait qu'il va chercher la vie dans les dernières fibres pour la ramener à la surface ; il appelle ainsi le sang dans tous les organes et le fait refluer vers le cœur. Lorsque le corps est affaibli, le système nerveux prédominant et provoquant des réactions douloureuses, il rétablit l'équilibre qui avait été rompu, il domine à son tour le système nerveux, avec lequel il est en antagonisme, et la douleur, qui est l'élément essentiel de la névralgie, est neutralisée et disparaît complètement.

On peut, d'ailleurs, avoir une idée assez exacte de l'action de ce puissant narcotique d'après ce qui se passe dans l'odontalgie : tant que la douleur de dents ne provoque pas de fluxion, elle est aussi vive que possible; mais dès que la fluxion sanguine s'établit et que la joue s'enfle, la douleur se calme et parfois disparaît complètement. Dans la partie malade, le sang a prédominé sur les nerfs et la réaction nerveuse s'apaise immédiatement. *Sanguis frenat nervos*, dit un auteur ancien. L'opium a

1. Hufelund.

donc deux propriétés très remarquables ; il est en même temps *sédatif* et *cardiaque*, et, sous ce rapport, il l'emporte sur tous les autres narcotiques.

C'est à cette double propriété qu'il doit son action bienfaisante dans une foule de maladies, et souvent dans les cas les plus désespérés.

On n'ignore pas, d'ailleurs, que Sydenham attribuait une si grande importance à ce remède, qu'il disait que sans lui il renoncerait à faire de la médecine.

Aujourd'hui les médecins l'emploient peut-être un peu moins ; la découverte d'un bon nombre de sédatifs du système nerveux, le bromure de potassium, le chloral, la cocaïne, le chloroforme, l'antipyrine, l'aconitine, l'hyociamine, l'ont fait parfois rejeter à tort sur le second plan dans plusieurs maladies où il régnait d'une manière absolue, mais il ne reste pas moins une sorte de panacée et le remède souverain dans la dysenterie, dans le typhus, dans la cérébro-spinite, dans le choléra, dans le tétanos, dans l'angine de poitrine, dans les névralgies, dans les grandes évacuations de sang et autres humeurs, enfin dans tous les spasmes qui menacent la vie.

Tel est le traitement, qu'on pourrait appeler spécifique, des névralgies simples, qui sont les plus communes.

D'autres fois, on a affaire à des névralgies compliquées qui présentent divers symptômes qu'on doit traiter concurremment si on veut obtenir une guérison complète.

Une des complications les plus fréquentes, c'est l'intermittence ou la périodicité. La douleur disparaît tout d'un coup et le malade se croit guéri, mais l'accès revient le lendemain, avec frisson ou sans frisson, quelquefois annoncé par un simple bâillement et exactement à la même heure ; sa violence, d'ailleurs, n'est pas diminuée. Deux grammes, en plusieurs doses, de sulfate de quinine suffisent pour couper l'accès, et la douleur névralgique, calmée en même temps par les pilules, ne reparaît plus.

La névralgie se rattache parfois à l'anémie et à la chlorose ; dans ce cas, il faut avoir recours en même temps aux ferrugineux. Les pilules de Blaud ou toute autre préparation de fer, administrées en même temps que les pilules antinévralgiques, suppriment la névralgie.

Une autre complication, c'est la diathèse rhumatismale, qui exige l'emploi du vésicatoire et du salicylate de soude.

Le vésicatoire sera appliqué *loco dolenti* ou au point le plus douloureux, qui se trouve ordinairement, comme nous l'avons dit, au lieu d'émergence du nerf malade, au-dessous de l'apophyse mastoïde pour le nerf trifacial, à la sortie du bassin pour le nerf sciatique; on perce l'ampoule, on écarte les bords de la plaie et on panse matin et soir avec 2 centigrammes de morphine jusqu'à ce que la plaie soit cicatrisée; on continue en même temps les pilules, deux par jour, une le matin, l'autre le soir, toujours loin du repas.

Cette double médication est surtout nécessaire dans les névralgies rebelles, spécialement dans la névralgie sciatique. Dans cette dernière, on se trouvera bien de promener plusieurs vésicatoires, les uns après les autres, bien entendu, le long de la jambe, sur le trajet du nerf sciatique, et de les panser de la même manière avec 2 centigrammes de morphine. Cette méthode vaut mieux que celle de Cotugno, qui consistait à appliquer un vésicatoire unique et à entretenir longtemps la suppuration.

Il ne faut pas oublier que la production d'une bonne ampoule est pour beaucoup dans le soulagement apporté par le vésicatoire. L'ampoule exerce une véritable révulsion.

Enfin, une dernière complication des névralgies, qui retarde beaucoup la guérison si elle est négligée, c'est la congestion sanguine ou la subinflammation du nerf malade. Dans ce cas, on ne réussirait pas d'abord avec les pilules, et il est nécessaire de les faire précéder d'une application de sangsues sur le point douloureux.

Dès que l'irritation inflammatoire ou subinflammatoire sera calmée, on pourra administrer les pilules antinévralgiques, et cette complication étant enlevée, la douleur disparaîtra comme par enchantement.

Depuis quelques années, on néglige beaucoup trop les émissions sanguines. Même dans les maladies inflammatoires, dans la pneumonie, dans la pleurésie, on remplace la saignée et les sangsues par le vésicatoire, même par les frictions avec la teinture d'iode, c'est-à-dire qu'on fait presque de l'expectation dans les maladies qui l'exigent le moins. On peut affirmer que les fluxions de poitrine, les pleurésies entre autres, les phlegmons sont plus mal traités aujourd'hui que du temps d'Hippocrate.

Il nous reste à dire un mot de l'odontalgie. Jusqu'à ces dernières années, dès qu'on souffrait d'une dent, on courait au plus vite chez le dentiste et on faisait arracher une ou plusieurs dents malades, singulière méthode d'enlever un organe indispensable parce qu'on y ressent une douleur assez vive lorsqu'il est facile de calmer la dent et de la conserver pendant de longues années.

Depuis plusieurs années je n'arrache plus de dents, et je donne aux malades le conseil de les garder soigneusement ; une dent, même cariée, est utile lorsqu'elle ne fait pas de mal ; or, je puis affirmer que les douleurs de dents les plus vives sont calmées instantanément par les pilules antinévralgiques, administrées exactement comme il a été dit ci-dessus. Alors, à quoi bon les faire arracher ? n'est-ce pas une mutilation barbare et inutile ? La perte d'une seule dent change le son de la voix, dépare la physionomie ; elle nuit même à la mastication.

Que les dentistes liment les dents, qu'ils plombent celles qui sont cariées, pour les mettre à l'abri du contact de l'air, qu'ils remplacent celles qui sont tombées ou qui sont trop malades par des dents neuves, qui, par leur blancheur et leur arrangement, font le meilleur effet dans la bouche, art qui a fait les plus grands progrès de nos jours, c'est très bien, et les beautés qui souffrent de la perte des dents, et dont la physionomie, à leur grand regret, est grandement altérée, leur en seront reconnaissantes ; mais qu'ils respectent celles qui sont peu malades, ou simplement endolories, et qu'il est facile de guérir.

En terminant cette courte notice nous ne devons pas oublier de mentionner l'efficacité du remède que nous proposons, dans une foule de maladies dont la douleur est l'élément essentiel.

Ces affections morbides sont nombreuses, et la nature de la

douleur varie beaucoup, suivant le tissu et l'organe qui sont atteints. Les homéopathes, dit-on, comptent une trentaine d'espèces de douleurs; mais ce nombre paraît exagéré. Les douleurs les plus aiguës et les plus insupportables sont, sans contredit, celles des nerfs de la vie animale, les névralgies dont nous venons de parler, spécialement l'odontalgie, la névralgie faciale, etc. Il en est de même de celles qui affectent les nerfs de la vie végétative, la gastralgie, l'entéralgie, les crampes d'estomac.

En même temps qu'elles, viennent, pour l'intensité de la douleur, les irritations des membranes séreuses, fibreuses, musculaires; telle est la douleur de la pleurésie, de la péritonite, du tétanos, du rhumatisme articulaire, de la goutte, du lumbago, etc.

Il est digne de remarque que les maladies des membranes muqueuses occasionnent, en général, peu de douleurs, on peut citer la bronchite, la pharyngite, la pneumonie; la gastrite, la gastro-entérite.

J'ai vu, dans la période la plus avancée de la pneumonie, même lorsque l'oppression est très grande et que la vie est directement menacée, les malades ne proférer aucune plainte, et aux questions qu'on leur adresse répondre qu'ils ne souffrent pas. Il en est de même dans certaines fièvres typhoïdes; dans les maladies du foie la douleur est sourde et peu en rapport avec la gravité de l'affection morbide; les phtisiques sont pleins d'espérance . et ne se croient pas sérieusement malades.

En revanche, il y a, outre les névralgies, des maladies où les douleurs sont d'une intensité telle que le malade ne peut pas les supporter et qu'il appelle la mort qui mettra fin à ses souffrances. Telles sont l'ileus ou l'étranglement intestinal, la péritonite, le tétanos, la colique néphrétique, le cancer, la colique hépatique.

Le médecin est heureux alors d'avoir sous la main la morphine, qui calme ces douleurs excessives et en même temps supprime la maladie.

Les mourants souffrent-ils beaucoup dans le travail de l'agonie?

Il y a des agonies longues, douloureuses, qui terrifient les assistants. Il en est ainsi dans quelques maladies aiguës, promptes, où le malade a conservé toutes ses forces ; la lutte entre la vie et la mort atteint alors le maximum d'intensité.

Dans les maladies longues où le corps est complètement épuisé, ou dans les typhus, les affections cholériques, où l'agent morbifique a anéanti les forces du premier coup, il n'y a pas d'agonie : le malade meurt quelquefois sans qu'on s'en aperçoive, la douleur est nulle ; on peut en dire autant de l'extrême vieillesse : la vie s'éteint subitement, il n'y a pas de lutte parce que toute réaction est impossible.

Fontenelle, arrivé à l'âge de cent ans, à qui on demandait, quelques heures avant sa mort, s'il souffrait beaucoup, répondit que non ; mais qu'il sentait seulement de la *difficulté à vivre.*

Quant aux agonies très longues, très douloureuses, dont nous venons de parler, qui glacent d'effroi les assistants, on ne voit pas pourquoi les médecins ne chercheraient pas à calmer ces angoisses intolérables : quelques centigrammes de morphine injectés par la peau, si le moribond n'avale pas, suffiraient pour rendre la mort plus douce et procurer cette enthanasie qui devrait être un devoir pour le médecin et son plus beau triomphe, lorsqu'il ne peut plus resserrer les liens de la vie [1].

La plupart des médecins sont bien loin d'agir ainsi : lorsqu'ils voient le malade perdu, ils s'en vont au plus vite et ne reparaissent plus. Ils oublient de traiter l'agonie. D'autres, mus par un scrupule ou par un excès de timidité, restent inactifs.

Il y a cependant quelques exceptions ; on peut citer, entre autres médecins, l'illustre Récamier. Il donnait des remèdes même dans l'agonie et n'abandonnait pas le mourant lorsqu'il le voyait à l'extrémité ; aussi quelques mauvais plaisants disaient de lui qu'il lui arrivait plus d'une fois de soigner des morts.

On peut lire dans la vie de Mirabeau que ce grand orateur, se mourant d'une maladie de cœur, demandait avec instance à Cabanis, son médecin, de l'opium pour mettre fin aux souffrances

1. Hufelund, *Médecine pratique.*

atroces qu'il éprouvait ou pour les calmer ; Cabanis, par une circonspection étrange, éluda sa demande et le laissa mourir sans lui donner le calmant qu'il réclamait.

Quoi qu'il en soit, et pour nous résumer, la douleur est la complication ordinaire de la plupart des maladies, et une cause d'aggravation du mal qu'il dépend du médecin d'éloigner et de supprimer complètement.

La nature bienfaisante a mis heureusement, comme toujours, le remède à côté du mal, et ce remède souverain, c'est l'opium et son alcaloïde, le chlorhydrate de morphine, associé à la valériane et à la jusquiame, comme pour la formule que nous avons exposée plus haut ; on peut employer ces pilules antinévralgiques, dont le dosage est exact et qu'on pourrait appeler une véritable panacée, dans toutes les maladies douloureuses, spécialement dans le tétanos, dans la colique hépathique, dans l'iléus, dans le cas de perforation intestinale, dans la dysenterie, dans le choléra, dans la colique néphrétique, dans le rhumatisme, la goutte, enfin dans toutes les névralgies comme nous venons de l'exposer.

Aux sceptiques de toutes les époques, qui nient le pouvoir de la médecine et traitent sans façon cette science de vaine et de conjecturale, on peut opposer cette suppression de la douleur dans toutes les maladies, bienfait inestimable de la divinité, et dont l'humanité doit lui être reconnaissante.

Certaines maladies ont pu même être supprimées, et l'hygiène, cette noble branche de la médecine, que de fléaux n'a-t-elle pas éloignés, que de biens n'a-t-elle pas apportés dans cette société, autrefois ignorante et barbare, aujourd'hui heureuse et florissante, lorsqu'elle veut obéir à ses préceptes et se conformer à ses lois !

Il y a des contre-indications, cela va sans dire, aux médications que nous venons d'exposer, et on peut dire de l'opium et de ses composés qu'il est une épée à deux tranchants. Il faut se garder de l'employer lorsque la maladie est inflammatoire, ou même lorsqu'elle est compliquée seulement de sub-inflammation. La propriété spéciale dont jouit ce puissant narcotique, d'exalter le

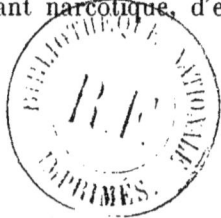

système sanguin, active l'inflammation au lieu de l'éteindre, lui fait parcourir plus rapidement ses périodes et pousse à la gangrène si on insiste. Ce n'est que lorsque l'élément inflammatoire a été refréné par les émissions sanguines, et qu'il ne reste plus dans l'organe malade que l'irritation nerveuse, qu'on peut employer quelques centigrammes de morphine avec avantage, et elle achève la guérison. On peut faire la même réserve au sujet de l'embarras gastrique et intestinal : l'opium, ou ses composés, est formellement contre-indiqué, et il est de précepte de s'adresser d'abord aux évacuants des premières voies.

### DES PILULES ANTINÉVRALGIQUES AU POINT DE VUE DE L'HYGIÈNE.

Je ne puis terminer ce chapitre sans dire un mot de l'opium au point de vue de l'hygiène.

La morphine, qui est le principe le plus actif de la médication que je propose, n'est pas seulement le spécifique des maladies nerveuses, le roi de la thérapeutique, car c'est à lui qu'on doit la disparation complète de la douleur qui était le fléau de l'humanité, il peut encore être utilisé, ce qui surprendra peut-être, avec avantage, dans l'hygiène et dans le régime ordinaire de la vie.

Ses propriétés merveilleuses, à dose presque infinitésimale bien entendu, permettent de l'employer comme calmant et stimulant à la fois et procurent les sensations les plus agréables à l'instar du thé, du café, du tabac; il répandrait un grand charme dans la vie, si son usage pouvait devenir général et être maintenu à des doses strictement hygiéniques, entreprise difficile peut-être, mais non pas impossible.

Des médecins très nombreux, plus nombreux qu'on ne croit, se sont attribué cet usage exclusif et n'ont qu'à se louer de ce puissant hypnotique.

Quels sont donc les effets physiologiques de la morphine, à la dose de un centigramme, qui se trouve composer les pilules antinévralgiques? Si on prend une de ces pilules le soir en se couchant, une demi-heure après l'ingestion, on commence à

éprouver une sensation agréable, ou plutôt un sentiment de bien-
être indéfinissable; les douleurs vagues, on peut dire le malaise,
dont souffrent habituellement les gens nerveux cessent immédiatement, et, au bout d'une heure ou deux, font place à un sommeil
calme, exempt de rêves le plus souvent et dont la douceur se
prolonge bien avant dans la nuit. Si on vient à s'éveiller sur ces
entrefaites, à la sensation agréable dont nous avons parlé, suc-
cède un autre genre de phénomènes qui sont propres à la morphine et que ne produit au même degré aucun autre agent thérapeutique; je veux dire une surexcitation de l'intelligence, une
sorte d'activité intellectuelle qui continue encore dans la matinée
si on a le soin de prendre, vers cinq heures, une seconde pilule.
On peut continuer ainsi pendant une quinzaine de jours. Après
quoi, on interrompt pendant une semaine pour recommencer
bientôt après.

Je puis affirmer que ni le café, ni le thé, dont on use habituellement, ne peuvent être comparés à l'action de la morphine absor-
bée ainsi à dose presque infinitésimale, et on a lieu de s'étonner de
l'assertion de Balzac, qui prétendait qu'il n'avait fallu pas moins
de quarante tasses de café pour composer un de ses romans. Il
est douteux que cette boisson, réputée intellectuelle, puisse sous
ce rapport être comparée avec l'opium; quant au tabac, drogue
narcotique âcre, dont l'usage est aujourd'hui si répandu, il est
bien vrai qu'il agit comme calmant, mais on peut lui contester
ses propriétés stimulantes de l'intelligence. On a remarqué avec
raison que les premiers qui sortaient de l'Ecole polytechni-
que étaient précisément des jeunes gens qui s'abstenaient du
tabac.

L'opium a une autre propriété non moins précieuse que celles
que nous venons d'énumérer, il est le reconstituant du sang; il
rétablit ainsi rapidement les forces vitales et fait évanouir les
plus grandes fatigues. C'est peut-être ce qui explique la prédi
lection d'un certain nombre de médecins pour cet hypnotique et
l'usage qu'ils en font pour eux-mêmes.

On a exagéré probablement les dangers de l'opium; adminis-
tré à haute dose, comme font les morphinomanes, il est évi-

dent qu'il ne peut être que nuisible, mais il en est ainsi de l'alcool et de toutes les liqueurs composées.

A très petites doses, comme celles que nous conseillons, un centigramme en se couchant, on peut affirmer qu'il pourrait être introduit dans le régime ordinaire de la vie sans inconvénients.

Je puis citer un médecin, doué d'un tempérament nerveux, peu apte à supporter la fatigue, sujet à des rhumes, à des névralgies, qui depuis quinze ou seize ans prend le matin et le soir en se couchant une ou deux des pilules indiquées ci-dessus et a vu sa santé bien chancelante s'affermir de plus en plus ; arrivé à un âge très avancé, il n'a eu qu'à se louer de ce régime et il lui doit très probablement la prolongation exceptionnelle de sa vie.

Je dois ajouter que les doses de morphine indiquées plus haut pourraient être augmentées sans inconvénient, soit un ou deux centigrammes de morphine matin et soir, loin du repas. J'ai connu à Paris, étant étudiant, il y a bien des années, une dame âgée de plus de quatre-vingts ans, c'était la veuve de l'illustre Chaussier ; elle s'était habituée à l'usage de l'opium, et elle en prenait jusqu'à dix grains par jour ; c'était une petite vieille, très éveillée, très spirituelle, et dont la santé était excellente. Il est possible au reste que l'action de fumer l'opium ait plus d'inconvénients que l'ingestion par la bouche. Quoi qu'il en soit, on sera étonné de la recommandation que je fais au point de vue de l'hygiène, et on objectera le triste sort des morphinomanes, qui est peu encourageant ; mais il en est ainsi de l'abus des liqueurs fortes, du tabac ; ce sont les hautes doses de morphine qui sont nuisibles.

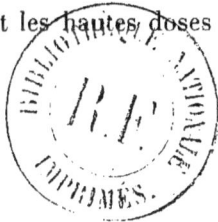